Pu

1	6	9	8					4
2	3		5					
7								9
	2						6	5
			3			7	9	
		7	9	6	2			1
8	9	2	1		3	4	7	
	7					9		
4	1	3			6	5		8

Puzzle #2
EASY

	1		5	4		6		
4			1			9		5
			7	3		1		
9			8				4	3
	5	2					9	
						8		
3	7	6	9	1			2	8
		9		2	8			7
			4	7	3		6	9

Puzzle #3
EASY

				5	3	9	2	
4		1	8	2		7		
			9	1			4	
	8		7	6		5		
2				3	8		7	6
				4				2
		5		7	4		6	
	7	6			1	4	3	
			6			8	1	

Puzzle #4

EASY

	1	5					2	4
				4	7		6	
6		9			2	3	7	
8					4		1	5
2	5		9		8		3	
			7	5	6		4	8
4	7		8	2				6
			6			4		
	8			9			5	

Puzzle #5
EASY

1	9		5	3	2	8		
		3						
		6				3	5	2
				6				7
6	8		7	4	1	9	3	5
	7							
	6	8	3	2	5		9	1
		5	6					
		4	9	1	8			6

Puzzle #6

EASY

9	2	5			4			7
4			1	3	9	5		
6			5					9
				1	8	6	9	
2					3	1	7	4
		6	7	4				
	3			7	9			8
	6			8		4		
	4		9			7	3	

Puzzle #7
EASY

5			4	9	3		7	2
		9			2		6	
	7					8	4	
7		6		1	5		9	4
	5						2	
9			7		4	6	5	8
	4		3	8		9		
	3				9			
	9	7	5	2		4		6

Puzzle #8
EASY

8			2	9		5		
			6		8			2
	6				5	4		
	1			7	9			4
		4	8	5		9	1	
	5	3	1		4	6	8	
7			5			3	4	
				1				
	8	1	9	6				5

Puzzle #9
EASY

1				5			9	4
	8	7	9			1		
		9	1	2		6		
8	1		7	3			6	
		2		4	9			
7		4	6	1		3		
	7	8	2	9				6
	5				6		3	
4	2	6			5			8

Puzzle #10

EASY

					5			
		4					9	2
3			9	2	1		8	
	5		8			2	7	1
	1	8			4			5
	2			5	3	4		
9	3	2	5			6		
1		5	7					
8		7	3	6				

Puzzle #11
EASY

4	6	1	8					
			3	9	2	4		6
9			6	1			5	
7	2	5		8			4	
		4	5		1			
6	1		4	3	7			
	4	9				2		
8	7	3				1		
	5			4	3		7	

Puzzle #12

EASY

		1		5	6		9	4
6			9	3			8	
9		4		2				5
	3		7		1	2		
		6	4		3			8
7		8	5			9		
1	5		2		8	6		
4		3					2	1
								7

Puzzle #13
EASY

5		9	3	2	8			
	3	4	6	5			2	1
		2		9		3		
9	8				4		1	
		3						4
	5			7	2			3
6	9				3			8
	2		1	6	5	7		
		5		8		6		

Puzzle #14

EASY

1					6	9		2	
	4	9			2	7		3	
2			4	3				6
5	9		6	8	3	7		
				9			4	
7								
4		7			5			3
8		1		7	6	5		
		3			8	6		1

Puzzle #15

EASY

		7				3	9	4
	4		7	8				1
9		2			4	8		6
4			9	6		2		7
	7	1	4					
6			5	2		1		
1	9	5	6	4				
8				7	2			
7							1	3

Puzzle #16

EASY

	3		1			4		
4	6	9	3	2	5	8	7	1
2		1				5	3	
1	9							
			5	8				
8			4	6	9			7
		5	9	3	8		1	
		2	6			7	5	
3		6						8

Puzzle #17
EASY

8				4				
			2		9	7		8
7		2		3		9	4	
1	7		8		3			5
6			4		1	2	8	
		8	9	6	7		3	
		5	1				2	
4	6			8			7	9
	8							

Puzzle #18

EASY

		9	2			6		4
6			9				8	
7	1				4		2	9
1				5				7
	4	5	8	7	6		3	1
	7		1		9			
3		6	7		5			2
				9	2			
				8		5	4	

Puzzle #19
EASY

	2			7		8		
6				1	8	5		2
7	5	8						1
2		4	8					
8		5				3		7
1	9	3		5	4			
4							1	5
9	1			8			2	
	3			2	1	6	9	

Puzzle #20

EASY

7	2	5		6	4	1		3
				3		7		
	6			5	7			4
			4	2		9		
9							3	2
2	8	4						5
8		2		1				
6		9	2		5			1
1		3	6	8		2		7

Puzzle #21
EASY

6	1		2	3	8			
	5		4		9			
	4	3						
7	8		3	5	1	4		2
	9	2	7	8				
		4					7	
		5			3		8	7
3			8	2	5		6	
			9	6	7		1	

Puzzle #22

EASY

						9		7
8		5			2		1	
	2	7	6	1	4			
3		1	5				8	9
		4					6	
			1	4	6			3
6	8	3		7	5		4	1
7				6			9	8
1		9			3	7		6

Puzzle #23
EASY

		7	1				6	5
		4			5	8		
5		3	8		2	1	4	
1				8			3	
			4			9	1	7
		6	9			5		
6		5			8			
	9	1	6		3	7		4
	7	2	5	1		6		3

Puzzle #24

EASY

	5	8	6			4		
	1			7	2	6		
				8		1	3	
			5	2	9			
9		3			1	5	8	
1	6	5	8			2		7
5	7						4	1
8	4					9		
				4	8		2	5

Puzzle #25

EASY

5			//		1		//	6	9	
3	7			9		4				
2				6					5	7
	1			8		5				4
4		8						7		2
7		9		2	4	1				
		7		1	2			3	8	5
					9			1		
	6			4		3		2		

Puzzle #26

EASY

2		4	7		8			3
8			4	6	3			
				1				
		3			4			9
5			2			4		6
	6	7		3		1		
	4						9	
	5			9			7	4
	7		3	4	5	2	6	1

Puzzle #27
EASY

					5	9		2
	5					4	3	
8	9			2				6
			6				1	4
	3		2	7			9	
9		4	1		8	6		3
4		9					6	5
		3			7	8	2	
2	7			1	6		4	

Puzzle #28
EASY

5			6	1				8
2		8			3			
7	9				8		4	1
9	7		5	3			2	
		4		7				
8		2	1		9	6		7
	8	5		2	4		1	
	3							2
						7	6	5

Puzzle #29

EASY

	5	8	6	9			7	1
9			4	1	3			5
	2				7			
2	9		3		6	5		8
					5	9		
		7	9		4			
6	8				9			3
		5	2			6		
		9		6	1	7		

Puzzle #30

EASY

4						8		1
	2		8				4	
		3	4	2		6		
	4			8				5
		2			1	3	8	
1					4		7	6
2	8		6	7				9
9	6	1	2		5		3	8
3	5			9		4		

Puzzle #31

EASY

	3					4	8	9
8	9		6		4			7
7			2		9	1	6	
6			8		7	3		
5	8		3		1		7	
	7					6	4	
	1	2		5		8		
	6				8	5		
		8		1				4

Puzzle #32

EASY

9	7		8	3			2	4	
			9		5			
	3			7		1		
3		2			9		1	4
		7			1	5	9	2
	4			5		7		
4		5	6					8
6		8					7	
7	2					9	5	

Puzzle #33

EASY

	8							
4		1					5	8
	6		5		3		9	
9	5	2	3	4	8	7		6
8	1	4		7		5		
		6			9			4
	2			6		8	7	
		5		3	1	9	4	
3					2			5

Puzzle #34

EASY

9	8	4		5				3
		6					2	8
	1	2	8	6		9	7	
1		5		2	3	6		
4			5	8	6		1	
		3	1					4
6		7		9				1
	9			1		5		6
		1	6	4	8			

Puzzle #35

EASY

	2			4		8	5	
			3	6	5			1
6	1		2		9			7
	8	4	6		2	5		
1	5				4			8
	6				8	9	2	
			1	9		3	8	
8		6		5				
5				2	7			

Puzzle #36

EASY

3	2	4	7		1	5	8	
8			6	5				9
	5	6			8	7		1
2	9	8					1	4
	3		1	8	9			
				4		8		
5	8					6		3
	7		3	2				
			8		6			

Puzzle #37
EASY

1		7	6		5	9		
	6	8		7	9	5	2	
		5						7
	2	1	4		7	6		8
5	7		9					
	4						3	
3		4	2		6			5
	1		7	5				
7			1		3	2		

Puzzle #38
EASY

2			9					
1	6						5	3
			5			4		9
		3			9			2
	2		4		5			7
7			3					6
	1	8	2	6			9	4
9			7				2	
6	7		1			3	8	5

Puzzle #39

EASY

		6			7		8	5
		5	3				7	
	8	2	6	5	4	9		
3	5	7	2		1			
8		4	5		9			
		9		8		3	5	4
		3	9		2			
	9			7	3	2		
6	2			1				

Puzzle #40

EASY

3	1					9		6
	6		7					
5		2	6			1	3	
	4	1					6	2
		5	4	6		3		7
	3		5			8	4	9
		6	3					1
	2					7		
	8	9		5			2	3

Puzzle #41

EASY

	9	5				8	6	
	7			2	1	5		
	6				9		8	
6			8	4	5			
5	1	4	9					
	8		1		7		3	5
	2	8					5	
1				8	3			7
	5			9	4	3	1	

Puzzle #42

EASY

			9		4		5	3
7							8	
5	4	3		8	7			9
				6		4	3	1
4	3	2	1	5			7	
	6	7		3				
		4			1			5
	1	6	2					8
	9	5				2	1	7

Puzzle #43
EASY

5	8		2	6		3		
	3				9	6		
9				8				
	2	7					1	
3		8			7			4
				4	8	7	3	2
8					6		2	
	9	2	4	1			6	
1		3	8				7	9

Puzzle #44

EASY

8					7	9		5
	6						2	
3		9						1
6			1			8		4
	1	4						3
7			4		5			2
	3		7		6		8	
4	8		2	1	9		5	
9			8	5	3	1	4	6

Puzzle #45
EASY

			5		7			6
	3				6			9
	5		8	3		2	4	
				8			6	4
6		1			3	7	8	
2		8		6	4	9		
1		3	2	7				8
	2	4					1	
				4	1	3	2	5

Puzzle #46

EASY

5		6				9		2
7	1			2			8	5
9					1	4		6
		8	5	4				
		9		8		5		
		5	6		9	8	3	4
			3	7	5	6		
				9	2		5	
3		2	1				4	9

Puzzle #47
EASY

4							1			
9			5			6	3	1
	6		2		8		4	7
	1		3	8	5			
		3	7		4	8		6
7			6	1			5	4
		5			9	4		
1	4			2				9
3	7	9				1		

Puzzle #48

EASY

6	8							9
4		2			8			1
5	1	9	6		3			
		7						
2		6		1	4	9	8	
		1	8	3	2	7	4	6
	9		3		6	2	5	4
					9	1		
				5		8		3

Puzzle #49

EASY

	5	3		9				
8				7	2	3	5	
	9	2			3		4	
			1		9		7	8
1			7			9		
	7		8	3				
3	8					6	2	4
		9	2	4				7
4			3	1	6	8		

Puzzle #50

EASY

6		8		3		9		
4	7	3		1			2	
2	9	1					3	
1				6		3	5	
			2		1			8
8				4			6	7
3	6		1	9	7			5
7	1	5			3	6		
					4			

Puzzle #51

EASY

	8			6		3	1	
								7
	7	1	3	9	8			5
6		8	7			5		
	2	3	9		6			4
			2				7	6
	5	2	1	3	4	7		9
3		7	8					1
4	1		6					

Puzzle #52

EASY

6			2		4			
				1	5		9	
		9			7	1		
	6		7	4			1	
4			1	5	3			
	7			2			5	8
	5			6	2	3	8	9
9		3			1	6		
2	4	6		8			7	

Puzzle #53

EASY

	9	6					7		8
5	4		6						
	7				1	6			
		3	1		8		6	4	
	6	9			5			2	
8	2		9		4	5			
6	1			4	7	2			
						4	5		
2	3			8				6	

Puzzle #54

EASY

6			4					9
3			7			8	5	2
		5					7	
5	9		2	6		3	4	
	4			3	8		2	
8		2				6	9	
7	6		3			2		
4	5		8	2		9	6	
	8							7

Puzzle #55

EASY

			3		5	1	7	9
7			8	2				4
	3				1	2	6	
2		4	5			7		1
			6				2	5
5						3		6
	9	6	2		3			
			1	6	8	9		
8	5	2		7				

Puzzle #56

EASY

				2	4			9
	2	5	9	6	1	7	8	
			7		3		2	
		6			8	5	7	
	3	8					6	
7				1		3		
	1		4		6	8	3	
	5	4	8					
		7		3		2	5	4

Puzzle #57

EASY

	7	5	2	9		1		
					6	2		
1		2		5	7			9
4	1						3	
5	9	8		3			4	
		7	1	4	8			6
		1	4			3	9	8
3				8			2	
	2		7	6				

Puzzle #58

EASY

3			7		4	2	8	
7	4							
9				3	1	7		
	9		5	2			4	8
	5	2	4	1				
4	1		9	8	6		3	
		9			2			6
2		4				9		
	7		3		8			5

Puzzle #59
EASY

5		7	3	8				4
		4			6			
		9		1	2			8
2					4	8		9
		6			7	4		
	3			9			1	
	1	3	8	4			2	
9			6	7	1	3		5
6			9					1

Puzzle #60

EASY

			6		7	2	9	
	7		3	4				5
2		4		1		8		
	2			6	5	4		
	8		4	2			5	3
	5	1		9				6
6	1		9	3	4	5		
							1	
	9	2		7				

Puzzle #61

EASY

6							1	8
	7		4	5	1	3	2	6
3	1	4	2		6		5	
1	2			7				
	8		1		4	2	9	
	6	3		2				
8				9		7		2
	4		5		2		1	9
			8					

Puzzle #62

EASY

		9						1
5	1	3				2		7
7		2		3		6	9	
	9	5	3		1			
8	3					1	6	9
	4				7			2
	2				8			6
6		8	2		3	9	5	4
			4	7				

Puzzle #63

EASY

			7				9		8
4					8	6		3
8			1	4	9	5	7	
1			4	6		2	5	9
		6			5	7	8	
	5	2	8	9		3		
	2			8				6
			5		3	8		7
		1					9	5

Puzzle #64

EASY

7		8	4	1			9	3
6				8	3	2		
4	1		9	6	2	5		
5				9		3		7
	3					4		
		7	3				8	5
						8	3	9
	8		1	2	9			
9			8				4	

Puzzle #65

EASY

6	9				5		1	3
7	8	3						
				4	3			
			4		1	7	9	2
2	1	8	3		7		5	6
4	7	9						
5			9			1	6	8
				2		5		4
		1				3		9

Puzzle #66

EASY

7					3			
8	5	6	2	4	1		7	
2			7	8	9	1	5	
					8	3		
		1		6		5	8	
4	8				5		1	9
			5			7		
		7		2		4		8
1	3			9	7			

Puzzle #67

EASY

	4	6	7					
9							3	6
	5	1				8		4
		3		5		9	2	1
7		2	4	1	9			8
	9		3	2				
6		7	8			1		
	3		1		4			2
	1	4		7	3	6		

Puzzle #68

EASY

		7		5		6	9	
			9		4			2
9	2					7	1	
8		3						
2		6		1			8	9
			2		9		3	
7				2	1	9		5
5		9	7		8		4	
4	6	2	5		3			1

Puzzle #69

EASY

	8							9
	2					4		6
	7	9		3	6		1	
	1	7		5			8	
	4		7		9		5	
2			6				9	
1		4	5	6		8		
8	3			9	7	1		5
	6		8	1				3

Puzzle #70

EASY

7	5			4				3
		6			3			
9		8	7	2		5	1	
	6	3		9		1		
2					7	4		5
	7	1		8		6		9
			2					
		4			5	2	7	
8				6	9	3	5	

Puzzle #71
EASY

		8		5		2	4	
4	7	9			3	8	5	
	1		8	4	6			
				2	5	6		
8	5	7	6				2	
		6				7	1	
7				8	2	9		3
5		2		7	9			4
						5		

Puzzle #72

EASY

8		3		5		7	1	
	7		4	2		6		9
	9			1	7			5
6					3		7	8
	8	4		9			2	6
3			6			1	9	
4	3	1	8					
			5		9	2		
		2			4	8		3

Puzzle #73

EASY

	4		3	2		5	7	6
	8	5			4			
			5		1		4	
	1		2					4
	3	6	8				2	
		8	6	1	5	9		
		2	4			7		
7			1	5			6	8
8		1		7	3			

Puzzle #74

EASY

6		3	2			1	4	8
	4	9		7		3		2
						9		6
7			4		9		3	5
	3	2		5	6			9
				2		6		
		4		6	2		9	
3	2				1			7
	6	7		4				

Puzzle #75

EASY

	4	8					2	
6		7	2	1			9	
	3					6		7
8			3				4	
	7		9	5				6
					6		8	2
5			7		2			1
	1	9	6	8				4
	2	6	1	4	9		7	

Puzzle #76
EASY

1	8				5		7	2
2		5	3	6				
	4			7	8	1	3	5
	5	1					6	
	6		1			8		9
4		9		8				
	1		5				9	
			6	9	4	7	1	
3		4				5	2	6

Puzzle #77

EASY

				9				1
7	8	6			4		2	
			6	8				7
6		4	3					
9	2		8	7	6		4	5
		7			1			6
2	6	3			5		7	4
1	9	8			7			
	7	5		6		1		

Puzzle #78

EASY

				5	9	7		
			8	2		3		
1		8						
	2	3	6	9		4	7	5
	7			8	4		3	
		5	7	3				
	8		4	7	5	9	2	
		4						7
5		7		6		1		8

Puzzle #79

EASY

			7	8		2	1	
1	5							
	3	8	5					
	2	6					8	4
		5	6		8	9		3
		9		3	1			7
4		1				6		
6	9		8		4		3	
	7		1	2		8		

Puzzle #80

EASY

8	7				6	3		
	3		8			9	2	7
	5	4	7	1	3	6		
	9		2			7		6
7		1				5	9	2	4
		5				4		
9	6			5	1			
	4	2				8		3
	1					7		

Puzzle #81

EASY

7		4		3				
						3		2
	9	8			1		4	
	5			8				
		1		7	2	9	6	
2		7	9			4	3	
1	7	9	2		3	8		
5		2				6	9	
	4	6		5		1		

Puzzle #82

EASY

		3		8	5			
5	4					3		
	6							
	7					8		
	8	1		2		7	9	5
9			8		4		2	3
1				5	8	6		2
6		7	4			9		8
8	9	5	7		2		3	

Puzzle #83

EASY

1		5	6	8			3	
6	7					9		
4	9				3	6		1
	8	6		4		2		
	3			7		8		
				3	1	7	5	
						5		8
8	1	7	5				6	
			4	6			7	2

Puzzle #84

EASY

1							8	5
	9	4			3	2		1
				1		3		9
7			3	5	1		6	
5		9		4		7		
3	4					5	2	8
	8	6				4		
				9	5	8		
	3	5		7	4	1		

Puzzle #85

EASY

2				1	5	9	6	
9		4	2		7	1		
	1			9	3	5		7
		1		8			4	
					1	7		8
3	7	8						
7		2			8			9
1				7	6		3	2
				4				5

Puzzle #86

EASY

		9			1	8	2	
		6	2	8		9	3	
	8	2						
	6	5		3				2
		3				6	7	5
					5		8	
	5	7	8		2		9	3
4	3			6			1	7
9	2	1		7			6	

Puzzle #87

EASY

9	1						4	8
6		3	9			1		
2	8						5	
4		2	8					1
	6		2	5		3		8
					3	7	2	
			5	4		2		9
1					6	8	3	
	9	8	3	1		6	4	

Puzzle #88

EASY

	7	6			4			
2		8		1	9	6	5	
3		1		2	6		4	
7		9		6		2		4
	6				5	8		
		4					1	
9						4	8	2
	8		9	7	2			1
		3		8		9		5

Puzzle #89
EASY

7	4			2	3	8		
	8	9				1		
2	6		8	9			3	7
8			9				6	
	1	2	4			7		9
					6	4		8
5		8	2	1				4
				8	6			
	2	6			5		8	3

Puzzle #90

EASY

9		8	4	6		7	2	
			1			4		
5	7	4				6		
	8	7				3		
	3	5	9	4			6	8
					3	5		1
7	6		5		4			
		2	8		6			7
	4	9	7				5	

Puzzle #91

EASY

		9	1				5	7	
		7		6					
8						1	3	6	
5	9				3	6		4	
	8	1	4	2				5	
6	7	4		9			2		
	5	3			7			1	
2			3		4				
		6			2	8	5		

Puzzle #92

EASY

	4				1	3	7	9
	1	5				8	6	
			8		6	4		
	6	3	2			5		1
5	2			3				
	8	7	9				2	
6	9	2	7	4	5		3	
							9	6
			6	8		2		

Puzzle #93

EASY

1	7		5	9		3		6
2				3			5	
				1			9	
		7	8			4		2
		1		4		8	3	5
		8	3	2		7	6	9
4	1							
9	3		1			5	2	
		5			3		4	

Puzzle #94

EASY

	2		1		5	9	8	
4	1			6				
3	5		2	4		7	1	
2		7		1		8		
			6		3			9
6				8		4		5
		2			8			7
9					1	2		
	7	5		2				1

Puzzle #95

EASY

	5			4	3			6
	1	6			2			
3	2	4	5	6				
	8	7		9	5		6	
4	9	2		1		5		
				7			1	
	7	8			9	2		
		1	6		7	9		
	3	5			8			4

Puzzle #96

EASY

		1	5				6	7
	9	3			6	4	5	1
					2	8		
		8	7	2		3		
3		7		4	1		2	5
2				6		1		
5	8					6		
6		3	2			7		
	7			3	8			4

Puzzle #97

EASY

	6	1					8	4	
					6				
	4		7	8	1		6	9	
	3	9		5	4			1	
	7		1	6	2			5	
		5	9		3	4		6	
		6				2			
	8			1	5		7	3	
3	2	7		9	8	1	5		

Puzzle #98

EASY

		2		4			5	
	6				5	7		
8			2		7	1	4	
4	2	7				6		
	3	1	5					
	9		4		6			7
7		5	3	2				4
		3	6	8		5	7	
	1			5	4		2	

Puzzle #99

EASY

			6	8			4	1
		2	1	4	9		3	5
	1	8	2	3				9
3		1			6			2
2	6	7	5			3		
9	8					5		
1	2	3						
						4		8
		6		7	2			

Puzzle #100

EASY

	7		8		1		3	
4	5			9	3	2	1	
		1			4	8		
	9				7	1		
1		4					5	2
	6	7		4		9	8	3
						5		
7		2	9	5	8			
6	1	5		7	2			

Puzzle # 1

1	6	9	8	3	7	2	5	4
2	3	4	5	1	9	6	8	7
7	8	5	6	2	4	1	3	9
9	2	8	4	7	1	3	6	5
6	4	1	3	8	5	7	9	2
3	5	7	9	6	2	8	4	1
8	9	2	1	5	3	4	7	6
5	7	6	2	4	8	9	1	3
4	1	3	7	9	6	5	2	8

Puzzle # 2

7	1	8	5	4	9	6	3	2
4	2	3	1	8	6	9	7	5
6	9	5	7	3	2	1	8	4
9	6	7	8	5	1	2	4	3
8	5	2	3	6	4	7	9	1
1	3	4	2	9	7	8	5	6
3	7	6	9	1	5	4	2	8
5	4	9	6	2	8	3	1	7
2	8	1	4	7	3	5	6	9

Puzzle # 3

7	6	8	4	5	3	9	2	1
4	9	1	8	2	6	7	5	3
5	3	2	9	1	7	6	4	8
1	8	3	7	6	2	5	9	4
2	4	9	5	3	8	1	7	6
6	5	7	1	4	9	3	8	2
8	1	5	3	7	4	2	6	9
9	7	6	2	8	1	4	3	5
3	2	4	6	9	5	8	1	7

Puzzle # 4

7	1	5	3	6	9	8	2	4
3	2	8	1	4	7	5	6	9
6	4	9	5	8	2	3	7	1
8	6	7	2	3	4	9	1	5
2	5	4	9	1	8	6	3	7
9	3	1	7	5	6	2	4	8
4	7	3	8	2	5	1	9	6
5	9	2	6	7	1	4	8	3
1	8	6	4	9	3	7	5	2

Puzzle # 5

1	9	7	5	3	2	8	6	4
5	2	3	4	8	6	7	1	9
8	4	6	1	9	7	3	5	2
4	5	9	8	6	3	1	2	7
6	8	2	7	4	1	9	3	5
3	7	1	2	5	9	6	4	8
7	6	8	3	2	5	4	9	1
9	1	5	6	7	4	2	8	3
2	3	4	9	1	8	5	7	6

Puzzle # 6

9	2	5	8	6	4	3	1	7
4	8	7	1	3	9	5	2	6
6	3	1	5	7	2	8	4	9
3	7	4	2	1	8	6	9	5
2	5	8	6	9	3	1	7	4
1	9	6	7	4	5	2	8	3
5	1	3	4	2	7	9	6	8
7	6	9	3	8	1	4	5	2
8	4	2	9	5	6	7	3	1

Puzzle # 7

5	6	8	4	9	3	1	7	2
4	1	9	8	7	2	5	6	3
2	7	3	1	5	6	8	4	9
7	8	6	2	1	5	3	9	4
3	5	4	9	6	8	7	2	1
9	2	1	7	3	4	6	5	8
6	4	2	3	8	7	9	1	5
1	3	5	6	4	9	2	8	7
8	9	7	5	2	1	4	3	6

Puzzle # 8

8	4	7	2	9	1	5	3	6
5	3	9	6	4	8	1	7	2
1	6	2	7	3	5	4	9	8
6	1	8	3	7	9	2	5	4
2	7	4	8	5	6	9	1	3
9	5	3	1	2	4	6	8	7
7	9	6	5	8	2	3	4	1
3	2	5	4	1	7	8	6	9
4	8	1	9	6	3	7	2	5

Puzzle # 9

1	6	3	8	5	7	2	9	4
2	8	7	9	6	4	1	5	3
5	4	9	1	2	3	6	8	7
8	1	5	7	3	2	4	6	9
6	3	2	5	4	9	8	7	1
7	9	4	6	1	8	3	2	5
3	7	8	2	9	1	5	4	6
9	5	1	4	8	6	7	3	2
4	2	6	3	7	5	9	1	8

Puzzle # 10

2	9	1	4	8	5	7	3	6
5	8	4	6	3	7	9	1	2
3	7	6	9	2	1	5	8	4
4	5	3	8	9	6	2	7	1
6	1	8	2	7	4	3	9	5
7	2	9	1	5	3	4	6	8
9	3	2	5	1	8	6	4	7
1	6	5	7	4	9	8	2	3
8	4	7	3	6	2	1	5	9

Puzzle # 11

4	6	1	8	7	5	9	2	3
5	8	7	3	9	2	4	1	6
9	3	2	6	1	4	7	5	8
7	2	5	9	8	6	3	4	1
3	9	4	5	2	1	6	8	7
6	1	8	4	3	7	5	9	2
1	4	9	7	6	8	2	3	5
8	7	3	2	5	9	1	6	4
2	5	6	1	4	3	8	7	9

Puzzle # 12

3	2	1	8	5	6	7	9	4
6	7	5	9	3	4	1	8	2
9	8	4	1	2	7	3	6	5
5	3	9	7	8	1	2	4	6
2	1	6	4	9	3	5	7	8
7	4	8	5	6	2	9	1	3
1	5	7	2	4	8	6	3	9
4	9	3	6	7	5	8	2	1
8	6	2	3	1	9	4	5	7

Puzzle # 13

5	1	9	3	2	8	4	7	6
8	3	4	6	5	7	9	2	1
7	6	2	4	9	1	3	8	5
9	8	6	5	3	4	2	1	7
2	7	3	8	1	6	5	9	4
4	5	1	9	7	2	8	6	3
6	9	7	2	4	3	1	5	8
3	2	8	1	6	5	7	4	9
1	4	5	7	8	9	6	3	2

Puzzle # 14

1	3	5	8	6	9	4	2	7
6	4	9	5	2	7	1	3	8
2	7	8	4	3	1	9	5	6
5	9	4	6	8	3	7	1	2
3	1	6	7	9	2	8	4	5
7	8	2	1	5	4	3	6	9
4	6	7	9	1	5	2	8	3
8	2	1	3	7	6	5	9	4
9	5	3	2	4	8	6	7	1

Puzzle # 15

5	8	7	2	1	6	3	9	4
3	4	6	7	8	9	5	2	1
9	1	2	3	5	4	8	7	6
4	5	8	9	6	1	2	3	7
2	7	1	4	3	8	9	6	5
6	3	9	5	2	7	1	4	8
1	9	5	6	4	3	7	8	2
8	6	3	1	7	2	4	5	9
7	2	4	8	9	5	6	1	3

Puzzle # 16

5	3	8	1	9	7	4	6	2
4	6	9	3	2	5	8	7	1
2	7	1	8	4	6	5	3	9
1	9	4	2	7	3	6	8	5
6	2	7	5	8	1	3	9	4
8	5	3	4	6	9	1	2	7
7	4	5	9	3	8	2	1	6
9	8	2	6	1	4	7	5	3
3	1	6	7	5	2	9	4	8

Puzzle # 17

8	1	9	7	4	5	3	6	2
3	4	6	2	1	9	7	5	8
7	5	2	6	3	8	9	4	1
1	7	4	8	2	3	6	9	5
6	9	3	4	5	1	2	8	7
5	2	8	9	6	7	1	3	4
9	3	5	1	7	4	8	2	6
4	6	1	3	8	2	5	7	9
2	8	7	5	9	6	4	1	3

Puzzle # 18

5	3	9	2	1	8	6	7	4
6	2	4	9	3	7	1	8	5
7	1	8	5	6	4	3	2	9
1	6	2	4	5	3	8	9	7
9	4	5	8	7	6	2	3	1
8	7	3	1	2	9	4	5	6
3	8	6	7	4	5	9	1	2
4	5	1	3	9	2	7	6	8
2	9	7	6	8	1	5	4	3

Puzzle # 19

3	2	1	9	7	5	8	6	4
6	4	9	3	1	8	5	7	2
7	5	8	2	4	6	9	3	1
2	7	4	8	6	3	1	5	9
8	6	5	1	9	2	3	4	7
1	9	3	7	5	4	2	8	6
4	8	2	6	3	9	7	1	5
9	1	6	5	8	7	4	2	3
5	3	7	4	2	1	6	9	8

Puzzle # 20

7	2	5	8	6	4	1	9	3
4	9	8	1	3	2	7	5	6
3	6	1	9	5	7	8	2	4
5	3	7	4	2	6	9	1	8
9	1	6	5	7	8	4	3	2
2	8	4	3	9	1	6	7	5
8	4	2	7	1	3	5	6	9
6	7	9	2	4	5	3	8	1
1	5	3	6	8	9	2	4	7

Puzzle # 21

6	1	9	2	3	8	7	4	5
2	5	7	4	1	9	6	3	8
8	4	3	5	7	6	1	2	9
7	8	6	3	5	1	4	9	2
1	9	2	7	8	4	3	5	6
5	3	4	6	9	2	8	7	1
9	6	5	1	4	3	2	8	7
3	7	1	8	2	5	9	6	4
4	2	8	9	6	7	5	1	3

Puzzle # 22

4	1	6	3	5	8	9	2	7
8	3	5	7	9	2	6	1	4
9	2	7	6	1	4	8	3	5
3	6	1	5	2	7	4	8	9
5	7	4	8	3	9	1	6	2
2	9	8	1	4	6	5	7	3
6	8	3	9	7	5	2	4	1
7	5	2	4	6	1	3	9	8
1	4	9	2	8	3	7	5	6

Puzzle # 23

2	8	7	1	9	4	3	6	5
9	1	4	3	6	5	8	7	2
5	6	3	8	7	2	1	4	9
1	5	9	2	8	7	4	3	6
3	2	8	4	5	6	9	1	7
7	4	6	9	3	1	5	2	8
6	3	5	7	4	8	2	9	1
8	9	1	6	2	3	7	5	4
4	7	2	5	1	9	6	8	3

Puzzle # 24

2	5	8	6	1	3	4	7	9
3	1	4	9	7	2	6	5	8
7	9	6	4	8	5	1	3	2
4	8	7	5	2	9	3	1	6
9	2	3	7	6	1	5	8	4
1	6	5	8	3	4	2	9	7
5	7	2	3	9	6	8	4	1
8	4	1	2	5	7	9	6	3
6	3	9	1	4	8	7	2	5

Puzzle # 25

5	8	4	7	1	2	6	9	3
3	7	6	9	5	4	8	2	1
2	9	1	6	3	8	4	5	7
6	1	2	8	7	5	9	3	4
4	5	8	3	6	9	7	1	2
7	3	9	2	4	1	5	6	8
9	4	7	1	2	6	3	8	5
8	2	3	5	9	7	1	4	6
1	6	5	4	8	3	2	7	9

Puzzle # 26

2	9	4	7	5	8	6	1	3
8	1	5	4	6	3	9	2	7
7	3	6	9	1	2	5	4	8
1	2	3	6	8	4	7	5	9
5	8	9	2	7	1	4	3	6
4	6	7	5	3	9	1	8	2
6	4	1	8	2	7	3	9	5
3	5	2	1	9	6	8	7	4
9	7	8	3	4	5	2	6	1

Puzzle # 27

3	4	1	7	6	5	9	8	2
6	5	2	8	9	1	4	3	7
8	9	7	4	2	3	1	5	6
7	8	5	6	3	9	2	1	4
1	3	6	2	7	4	5	9	8
9	2	4	1	5	8	6	7	3
4	1	9	3	8	2	7	6	5
5	6	3	9	4	7	8	2	1
2	7	8	5	1	6	3	4	9

Puzzle # 28

5	4	3	6	1	7	2	9	8
2	1	8	4	9	3	5	7	6
7	9	6	2	5	8	3	4	1
9	7	1	5	3	6	8	2	4
3	6	4	8	7	2	1	5	9
8	5	2	1	4	9	6	3	7
6	8	5	7	2	4	9	1	3
1	3	7	9	6	5	4	8	2
4	2	9	3	8	1	7	6	5

Puzzle # 29

4	5	8	6	9	2	3	7	1
9	7	6	4	1	3	8	2	5
1	2	3	8	5	7	4	6	9
2	9	1	3	7	6	5	4	8
8	6	4	1	2	5	9	3	7
5	3	7	9	8	4	2	1	6
6	8	2	7	4	9	1	5	3
7	1	5	2	3	8	6	9	4
3	4	9	5	6	1	7	8	2

Puzzle # 30

4	7	9	5	3	6	8	2	1
6	2	5	8	1	7	9	4	3
8	1	3	4	2	9	6	5	7
7	4	6	3	8	2	1	9	5
5	9	2	7	6	1	3	8	4
1	3	8	9	5	4	2	7	6
2	8	4	6	7	3	5	1	9
9	6	1	2	4	5	7	3	8
3	5	7	1	9	8	4	6	2

Puzzle # 31

2	3	6	1	7	5	4	8	9
8	9	1	6	3	4	2	5	7
7	4	5	2	8	9	1	6	3
6	2	9	8	4	7	3	1	5
5	8	4	3	6	1	9	7	2
1	7	3	5	9	2	6	4	8
4	1	2	7	5	3	8	9	6
9	6	7	4	2	8	5	3	1
3	5	8	9	1	6	7	2	4

Puzzle # 32

9	7	1	8	3	6	2	4	5
2	8	4	9	1	5	6	3	7
5	3	6	4	7	2	1	8	9
3	5	2	7	6	9	8	1	4
8	6	7	3	4	1	5	9	2
1	4	9	2	5	8	7	6	3
4	1	5	6	9	7	3	2	8
6	9	8	5	2	3	4	7	1
7	2	3	1	8	4	9	5	6

Puzzle # 33

5	8	3	9	1	4	6	2	7
4	9	1	6	2	7	3	5	8
2	6	7	5	8	3	4	9	1
9	5	2	3	4	8	7	1	6
8	1	4	2	7	6	5	3	9
7	3	6	1	5	9	2	8	4
1	2	9	4	6	5	8	7	3
6	7	5	8	3	1	9	4	2
3	4	8	7	9	2	1	6	5

Puzzle # 34

9	8	4	7	5	2	1	6	3
7	5	6	9	3	1	4	2	8
3	1	2	8	6	4	9	7	5
1	7	5	4	2	3	6	8	9
4	2	9	5	8	6	3	1	7
8	6	3	1	7	9	2	5	4
6	4	7	2	9	5	8	3	1
2	9	8	3	1	7	5	4	6
5	3	1	6	4	8	7	9	2

Puzzle # 35

3	2	9	7	4	1	8	5	6
4	7	8	3	6	5	2	9	1
6	1	5	2	8	9	4	3	7
9	8	4	6	7	2	5	1	3
1	5	2	9	3	4	7	6	8
7	6	3	5	1	8	9	2	4
2	4	7	1	9	6	3	8	5
8	9	6	4	5	3	1	7	2
5	3	1	8	2	7	6	4	9

Puzzle # 36

3	2	4	7	9	1	5	8	6
8	1	7	6	5	2	4	3	9
9	5	6	4	3	8	7	2	1
2	9	8	5	6	7	3	1	4
4	3	5	1	8	9	2	6	7
7	6	1	2	4	3	8	9	5
5	8	2	9	1	4	6	7	3
6	7	9	3	2	5	1	4	8
1	4	3	8	7	6	9	5	2

Puzzle # 37

1	3	7	6	2	5	9	8	4
4	6	8	3	7	9	5	2	1
2	9	5	8	4	1	3	6	7
9	2	1	4	3	7	6	5	8
5	7	3	9	6	8	4	1	2
8	4	6	5	1	2	7	3	9
3	8	4	2	9	6	1	7	5
6	1	2	7	5	4	8	9	3
7	5	9	1	8	3	2	4	6

Puzzle # 38

2	4	5	9	3	6	1	7	8
1	6	9	8	4	7	2	5	3
3	8	7	5	2	1	4	6	9
4	5	3	6	7	9	8	1	2
8	2	6	4	1	5	9	3	7
7	9	1	3	8	2	5	4	6
5	1	8	2	6	3	7	9	4
9	3	4	7	5	8	6	2	1
6	7	2	1	9	4	3	8	5

Puzzle # 39

9	3	6	1	2	7	4	8	5
1	4	5	3	9	8	6	7	2
7	8	2	6	5	4	9	3	1
3	5	7	2	4	1	8	6	9
8	6	4	5	3	9	1	2	7
2	1	9	7	8	6	3	5	4
4	7	3	9	6	2	5	1	8
5	9	1	8	7	3	2	4	6
6	2	8	4	1	5	7	9	3

Puzzle # 40

3	1	4	2	8	5	9	7	6
9	6	8	7	3	1	2	5	4
5	7	2	6	9	4	1	3	8
8	4	1	9	7	3	5	6	2
2	9	5	4	6	8	3	1	7
6	3	7	5	1	2	8	4	9
7	5	6	3	2	9	4	8	1
1	2	3	8	4	6	7	9	5
4	8	9	1	5	7	6	2	3

Puzzle # 41

4	9	5	3	7	8	6	2	1
8	7	3	6	2	1	5	4	9
2	6	1	4	5	9	7	8	3
6	3	7	8	4	5	1	9	2
5	1	4	9	3	2	8	7	6
9	8	2	1	6	7	4	3	5
3	2	8	7	1	6	9	5	4
1	4	9	5	8	3	2	6	7
7	5	6	2	9	4	3	1	8

Puzzle # 42

6	8	1	9	2	4	7	5	3
7	2	9	5	1	3	6	8	4
5	4	3	6	8	7	1	2	9
9	5	8	7	6	2	4	3	1
4	3	2	1	5	9	8	7	6
1	6	7	4	3	8	5	9	2
2	7	4	8	9	1	3	6	5
3	1	6	2	7	5	9	4	8
8	9	5	3	4	6	2	1	7

Puzzle # 43

5	8	1	2	6	4	3	9	7
2	3	4	5	7	9	6	8	1
9	7	6	3	8	1	2	4	5
4	2	7	9	3	5	8	1	6
3	1	8	6	2	7	9	5	4
6	5	9	1	4	8	7	3	2
8	4	5	7	9	6	1	2	3
7	9	2	4	1	3	5	6	8
1	6	3	8	5	2	4	7	9

Puzzle # 44

8	4	1	6	2	7	9	3	5
5	6	7	3	9	1	4	2	8
3	2	9	5	8	4	7	6	1
6	5	3	1	7	2	8	9	4
2	1	4	9	6	8	5	7	3
7	9	8	4	3	5	6	1	2
1	3	5	7	4	6	2	8	9
4	8	6	2	1	9	3	5	7
9	7	2	8	5	3	1	4	6

Puzzle # 45

4	1	9	5	2	7	8	3	6
8	3	2	4	1	6	5	7	9
7	5	6	8	3	9	2	4	1
3	9	5	7	8	2	1	6	4
6	4	1	9	5	3	7	8	2
2	7	8	1	6	4	9	5	3
1	6	3	2	7	5	4	9	8
5	2	4	3	9	8	6	1	7
9	8	7	6	4	1	3	2	5

Puzzle # 46

5	8	6	7	3	4	9	1	2
7	1	4	9	2	6	3	8	5
9	2	3	8	5	1	4	7	6
6	3	8	5	4	7	2	9	1
1	4	9	2	8	3	5	6	7
2	7	5	6	1	9	8	3	4
4	9	1	3	7	5	6	2	8
8	6	7	4	9	2	1	5	3
3	5	2	1	6	8	7	4	9

Puzzle # 47

4	3	7	9	6	1	2	8	5
9	8	2	5	4	7	6	3	1
5	6	1	2	3	8	9	4	7
6	1	4	3	8	5	7	9	2
2	5	3	7	9	4	8	1	6
7	9	8	6	1	2	3	5	4
8	2	5	1	7	9	4	6	3
1	4	6	8	2	3	5	7	9
3	7	9	4	5	6	1	2	8

Puzzle # 48

6	8	3	1	4	7	5	2	9
4	7	2	5	9	8	6	3	1
5	1	9	6	2	3	4	7	8
8	4	7	9	6	5	3	1	2
2	3	6	7	1	4	9	8	5
9	5	1	8	3	2	7	4	6
1	9	8	3	7	6	2	5	4
3	2	5	4	8	9	1	6	7
7	6	4	2	5	1	8	9	3

Puzzle # 49

7	5	3	4	9	1	2	8	6
8	1	4	6	7	2	3	5	9
6	9	2	5	8	3	7	4	1
2	3	5	1	6	9	4	7	8
1	4	8	7	2	5	9	6	3
9	7	6	8	3	4	5	1	2
3	8	1	9	5	7	6	2	4
5	6	9	2	4	8	1	3	7
4	2	7	3	1	6	8	9	5

Puzzle # 50

6	5	8	4	3	2	9	7	1
4	7	3	5	1	9	8	2	6
2	9	1	7	8	6	5	3	4
1	4	7	9	6	8	3	5	2
5	3	6	2	7	1	4	9	8
8	2	9	3	4	5	1	6	7
3	6	4	1	9	7	2	8	5
7	1	5	8	2	3	6	4	9
9	8	2	6	5	4	7	1	3

Puzzle # 51

9	8	4	5	6	7	3	1	2
5	3	6	4	1	2	8	9	7
2	7	1	3	9	8	6	4	5
6	9	8	7	4	1	5	2	3
7	2	3	9	5	6	1	8	4
1	4	5	2	8	3	9	7	6
8	5	2	1	3	4	7	6	9
3	6	7	8	2	9	4	5	1
4	1	9	6	7	5	2	3	8

Puzzle # 52

6	1	5	2	9	4	8	3	7
7	3	4	8	1	5	2	9	6
8	2	9	6	3	7	1	4	5
5	6	2	7	4	8	9	1	3
4	9	8	1	5	3	7	6	2
3	7	1	9	2	6	4	5	8
1	5	7	4	6	2	3	8	9
9	8	3	5	7	1	6	2	4
2	4	6	3	8	9	5	7	1

Puzzle # 53

1	9	6	4	5	3	7	2	8
5	4	8	6	7	2	3	9	1
3	7	2	8	9	1	6	4	5
7	5	3	1	2	8	9	6	4
4	6	9	7	3	5	8	1	2
8	2	1	9	6	4	5	3	7
6	1	5	3	4	7	2	8	9
9	8	7	2	1	6	4	5	3
2	3	4	5	8	9	1	7	6

Puzzle # 54

6	7	8	4	5	2	1	3	9
3	1	4	7	9	6	8	5	2
9	2	5	1	8	3	4	7	6
5	9	7	2	6	1	3	4	8
1	4	6	9	3	8	7	2	5
8	3	2	5	7	4	6	9	1
7	6	9	3	1	5	2	8	4
4	5	1	8	2	7	9	6	3
2	8	3	6	4	9	5	1	7

Puzzle # 55

6	2	8	3	4	5	1	7	9
7	1	9	8	2	6	5	3	4
4	3	5	7	9	1	2	6	8
2	6	4	5	3	9	7	8	1
9	8	3	6	1	7	4	2	5
5	7	1	4	8	2	3	9	6
1	9	6	2	5	3	8	4	7
3	4	7	1	6	8	9	5	2
8	5	2	9	7	4	6	1	3

Puzzle # 56

8	7	3	5	2	4	6	1	9
4	2	5	9	6	1	7	8	3
9	6	1	7	8	3	4	2	5
1	4	6	3	9	8	5	7	2
5	3	8	2	4	7	9	6	1
7	9	2	6	1	5	3	4	8
2	1	9	4	5	6	8	3	7
3	5	4	8	7	2	1	9	6
6	8	7	1	3	9	2	5	4

Puzzle # 57

6	7	5	2	9	4	1	8	3
9	4	3	8	1	6	2	7	5
1	8	2	3	5	7	4	6	9
4	1	6	5	7	9	8	3	2
5	9	8	6	3	2	7	4	1
2	3	7	1	4	8	9	5	6
7	6	1	4	2	5	3	9	8
3	5	4	9	8	1	6	2	7
8	2	9	7	6	3	5	1	4

Puzzle # 58

3	6	1	7	5	4	2	8	9
7	4	8	2	6	9	3	5	1
9	2	5	8	3	1	7	6	4
6	9	3	5	2	7	1	4	8
8	5	2	4	1	3	6	9	7
4	1	7	9	8	6	5	3	2
5	3	9	1	4	2	8	7	6
2	8	4	6	7	5	9	1	3
1	7	6	3	9	8	4	2	5

Puzzle # 59

5	2	7	3	8	9	1	6	4
1	8	4	7	5	6	2	9	3
3	6	9	4	1	2	5	7	8
2	7	1	5	6	4	8	3	9
8	9	6	1	3	7	4	5	2
4	3	5	2	9	8	6	1	7
7	1	3	8	4	5	9	2	6
9	4	2	6	7	1	3	8	5
6	5	8	9	2	3	7	4	1

Puzzle # 60

1	3	5	6	8	7	2	9	4
8	7	9	3	4	2	1	6	5
2	6	4	5	1	9	8	3	7
9	2	3	7	6	5	4	8	1
7	8	6	4	2	1	9	5	3
4	5	1	8	9	3	7	2	6
6	1	8	9	3	4	5	7	2
3	4	7	2	5	8	6	1	9
5	9	2	1	7	6	3	4	8

Puzzle # 61

6	5	2	7	9	3	1	8	4
9	7	8	4	5	1	3	2	6
3	1	4	2	8	6	9	5	7
1	2	9	3	7	5	4	6	8
5	8	7	1	6	4	2	9	3
4	6	3	9	2	8	5	7	1
8	3	5	6	1	9	7	4	2
7	4	6	5	3	2	8	1	9
2	9	1	8	4	7	6	3	5

Puzzle # 62

4	6	9	7	2	5	3	8	1
5	1	3	6	8	9	2	4	7
7	8	2	1	3	4	6	9	5
2	9	5	3	6	1	4	7	8
8	3	7	5	4	2	1	6	9
1	4	6	8	9	7	5	3	2
3	2	4	9	5	8	7	1	6
6	7	8	2	1	3	9	5	4
9	5	1	4	7	6	8	2	3

Puzzle # 63

2	1	5	7	3	6	9	4	8
4	7	9	2	5	8	6	1	3
8	6	3	1	4	9	5	7	2
1	3	8	4	6	7	2	5	9
9	4	6	3	2	5	7	8	1
7	5	2	8	9	1	3	6	4
5	2	7	9	8	4	1	3	6
6	9	4	5	1	3	8	2	7
3	8	1	6	7	2	4	9	5

Puzzle # 64

7	2	8	4	1	5	6	9	3
6	9	5	7	8	3	2	1	4
4	1	3	9	6	2	5	7	8
5	4	1	2	9	8	3	6	7
8	3	9	5	7	6	4	2	1
2	6	7	3	4	1	9	8	5
1	7	2	6	5	4	8	3	9
3	8	4	1	2	9	7	5	6
9	5	6	8	3	7	1	4	2

Puzzle # 65

6	9	4	8	7	5	2	1	3
7	8	3	2	1	9	6	4	5
1	5	2	6	4	3	9	8	7
3	6	5	4	8	1	7	9	2
2	1	8	3	9	7	4	5	6
4	7	9	5	6	2	8	3	1
5	2	7	9	3	4	1	6	8
9	3	6	1	2	8	5	7	4
8	4	1	7	5	6	3	2	9

Puzzle # 66

7	1	9	6	5	3	8	4	2
8	5	6	2	4	1	9	7	3
2	4	3	7	8	9	1	5	6
9	6	5	4	1	8	3	2	7
3	7	1	9	6	2	5	8	4
4	8	2	3	7	5	6	1	9
6	2	8	5	3	4	7	9	1
5	9	7	1	2	6	4	3	8
1	3	4	8	9	7	2	6	5

Puzzle # 67

3	4	6	7	8	2	5	1	9
9	7	8	5	4	1	2	3	6
2	5	1	9	3	6	8	7	4
4	8	3	6	5	7	9	2	1
7	6	2	4	1	9	3	5	8
1	9	5	3	2	8	4	6	7
6	2	7	8	9	5	1	4	3
5	3	9	1	6	4	7	8	2
8	1	4	2	7	3	6	9	5

Puzzle # 68

3	4	7	1	5	2	6	9	8
6	8	1	9	7	4	3	5	2
9	2	5	8	3	6	7	1	4
8	9	3	6	4	5	1	2	7
2	5	6	3	1	7	4	8	9
1	7	4	2	8	9	5	3	6
7	3	8	4	2	1	9	6	5
5	1	9	7	6	8	2	4	3
4	6	2	5	9	3	8	7	1

Puzzle # 69

3	8	6	1	4	5	2	7	9
5	2	1	9	7	8	4	3	6
4	7	9	2	3	6	5	1	8
9	1	7	3	5	4	6	8	2
6	4	8	7	2	9	3	5	1
2	5	3	6	8	1	7	9	4
1	9	4	5	6	3	8	2	7
8	3	2	4	9	7	1	6	5
7	6	5	8	1	2	9	4	3

Puzzle # 70

7	5	2	9	4	1	8	6	3
1	4	6	8	5	3	7	9	2
9	3	8	7	2	6	5	1	4
4	6	3	5	9	2	1	8	7
2	8	9	6	1	7	4	3	5
5	7	1	3	8	4	6	2	9
3	1	5	2	7	8	9	4	6
6	9	4	1	3	5	2	7	8
8	2	7	4	6	9	3	5	1

Puzzle # 71

6	3	8	9	5	7	2	4	1
4	7	9	2	1	3	8	5	6
2	1	5	8	4	6	3	9	7
1	9	4	7	2	5	6	3	8
8	5	7	6	3	1	4	2	9
3	2	6	4	9	8	7	1	5
7	4	1	5	8	2	9	6	3
5	6	2	3	7	9	1	8	4
9	8	3	1	6	4	5	7	2

Puzzle # 72

8	4	3	9	5	6	7	1	2
1	7	5	4	2	8	6	3	9
2	9	6	3	1	7	4	8	5
6	1	9	2	4	3	5	7	8
5	8	4	7	9	1	3	2	6
3	2	7	6	8	5	1	9	4
4	3	1	8	6	2	9	5	7
7	6	8	5	3	9	2	4	1
9	5	2	1	7	4	8	6	3

Puzzle # 73

1	4	9	3	2	8	5	7	6
6	8	5	7	9	4	2	1	3
2	7	3	5	6	1	8	4	9
5	1	7	2	3	9	6	8	4
9	3	6	8	4	7	1	2	5
4	2	8	6	1	5	9	3	7
3	5	2	4	8	6	7	9	1
7	9	4	1	5	2	3	6	8
8	6	1	9	7	3	4	5	2

Puzzle # 74

6	7	3	2	9	5	1	4	8
1	4	9	6	7	8	3	5	2
2	5	8	1	3	4	9	7	6
7	8	6	4	1	9	2	3	5
4	3	2	8	5	6	7	1	9
5	9	1	3	2	7	6	8	4
8	1	4	7	6	2	5	9	3
3	2	5	9	8	1	4	6	7
9	6	7	5	4	3	8	2	1

Puzzle # 75

9	4	8	5	6	7	1	2	3
6	5	7	2	1	3	4	9	8
2	3	1	8	9	4	6	5	7
8	6	5	3	2	1	7	4	9
4	7	2	9	5	8	3	1	6
1	9	3	4	7	6	5	8	2
5	8	4	7	3	2	9	6	1
7	1	9	6	8	5	2	3	4
3	2	6	1	4	9	8	7	5

Puzzle # 76

1	8	3	9	4	5	6	7	2
2	7	5	3	6	1	9	8	4
9	4	6	2	7	8	1	3	5
8	5	1	4	2	9	3	6	7
7	6	2	1	5	3	8	4	9
4	3	9	7	8	6	2	5	1
6	1	7	5	3	2	4	9	8
5	2	8	6	9	4	7	1	3
3	9	4	8	1	7	5	2	6

Puzzle # 77

5	4	2	7	9	3	6	8	1
7	8	6	1	5	4	9	2	3
3	1	9	6	8	2	4	5	7
6	5	4	3	2	9	7	1	8
9	2	1	8	7	6	3	4	5
8	3	7	5	4	1	2	9	6
2	6	3	9	1	5	8	7	4
1	9	8	4	3	7	5	6	2
4	7	5	2	6	8	1	3	9

Puzzle # 78

3	4	2	1	5	9	7	8	6
7	5	9	8	2	6	3	1	4
1	6	8	3	4	7	5	9	2
8	2	3	6	9	1	4	7	5
9	7	6	5	8	4	2	3	1
4	1	5	7	3	2	8	6	9
6	8	1	4	7	5	9	2	3
2	3	4	9	1	8	6	5	7
5	9	7	2	6	3	1	4	8

Puzzle # 79

9	6	4	7	8	3	2	1	5
1	5	7	4	6	2	3	9	8
2	3	8	5	1	9	4	7	6
3	2	6	9	7	5	1	8	4
7	1	5	6	4	8	9	2	3
8	4	9	2	3	1	5	6	7
4	8	1	3	9	7	6	5	2
6	9	2	8	5	4	7	3	1
5	7	3	1	2	6	8	4	9

Puzzle # 80

8	7	9	5	6	2	3	4	1
1	3	6	8	4	9	2	7	5
2	5	4	7	1	3	6	9	8
4	9	3	2	8	7	5	1	6
7	8	1	6	3	5	9	2	4
6	2	5	1	9	4	8	3	7
9	6	7	3	5	1	4	8	2
5	4	2	9	7	8	1	6	3
3	1	8	4	2	6	7	5	9

Puzzle # 81

7	2	4	8	3	6	5	1	9
6	1	5	4	9	7	3	8	2
3	9	8	5	2	1	7	4	6
9	5	3	6	8	4	2	7	1
4	8	1	3	7	2	9	6	5
2	6	7	9	1	5	4	3	8
1	7	9	2	6	3	8	5	4
5	3	2	1	4	8	6	9	7
8	4	6	7	5	9	1	2	3

Puzzle # 82

7	1	3	6	8	5	2	4	9
5	4	8	2	9	7	3	1	6
2	6	9	1	4	3	5	8	7
3	7	2	5	1	9	8	6	4
4	8	1	3	2	6	7	9	5
9	5	6	8	7	4	1	2	3
1	3	4	9	5	8	6	7	2
6	2	7	4	3	1	9	5	8
8	9	5	7	6	2	4	3	1

Puzzle # 83

1	2	5	6	8	9	4	3	7
6	7	3	1	2	4	9	8	5
4	9	8	7	5	3	6	2	1
7	8	6	9	4	5	2	1	3
5	3	1	2	7	6	8	4	9
9	4	2	8	3	1	7	5	6
2	6	4	3	1	7	5	9	8
8	1	7	5	9	2	3	6	4
3	5	9	4	6	8	1	7	2

Puzzle # 84

1	7	3	4	2	9	6	8	5
6	9	4	5	8	3	2	7	1
8	5	2	7	1	6	3	4	9
7	2	8	3	5	1	9	6	4
5	6	9	2	4	8	7	1	3
3	4	1	9	6	7	5	2	8
9	8	6	1	3	2	4	5	7
4	1	7	6	9	5	8	3	2
2	3	5	8	7	4	1	9	6

Puzzle # 85

2	3	7	8	1	5	9	6	4
9	5	4	2	6	7	1	8	3
8	1	6	4	9	3	5	2	7
5	2	1	7	8	9	3	4	6
4	6	9	3	2	1	7	5	8
3	7	8	6	5	4	2	9	1
7	4	2	5	3	8	6	1	9
1	8	5	9	7	6	4	3	2
6	9	3	1	4	2	8	7	5

Puzzle # 86

3	4	9	7	5	1	8	2	6
5	7	6	2	8	4	9	3	1
1	8	2	3	9	6	7	5	4
8	6	5	9	3	7	1	4	2
2	9	3	1	4	8	6	7	5
7	1	4	6	2	5	3	8	9
6	5	7	8	1	2	4	9	3
4	3	8	5	6	9	2	1	7
9	2	1	4	7	3	5	6	8

Puzzle # 87

9	1	5	6	2	7	4	8	3
6	4	3	9	8	5	1	7	2
2	8	7	4	3	1	9	5	6
4	3	2	8	7	9	5	6	1
7	6	1	2	5	4	3	9	8
8	5	9	1	6	3	7	2	4
3	7	6	5	4	8	2	1	9
1	2	4	7	9	6	8	3	5
5	9	8	3	1	2	6	4	7

Puzzle # 88

5	7	6	8	3	4	1	2	9
2	4	8	7	1	9	6	5	3
3	9	1	5	2	6	7	4	8
7	5	9	1	6	8	2	3	4
1	6	2	3	4	5	8	9	7
8	3	4	2	9	7	5	1	6
9	1	7	6	5	3	4	8	2
4	8	5	9	7	2	3	6	1
6	2	3	4	8	1	9	7	5

Puzzle # 89

7	4	5	1	2	3	8	9	6
3	8	9	6	5	7	1	4	2
2	6	1	8	9	4	5	3	7
8	5	4	9	7	2	3	6	1
6	1	2	4	3	8	7	5	9
9	7	3	5	6	1	4	2	8
5	3	8	2	1	9	6	7	4
4	9	7	3	8	6	2	1	5
1	2	6	7	4	5	9	8	3

Puzzle # 90

9	1	8	4	6	5	7	2	3
6	2	3	1	7	9	4	8	5
5	7	4	3	2	8	6	1	9
2	8	7	6	5	1	3	9	4
1	3	5	9	4	7	2	6	8
4	9	6	2	8	3	5	7	1
7	6	1	5	9	4	8	3	2
3	5	2	8	1	6	9	4	7
8	4	9	7	3	2	1	5	6

Puzzle # 91

4	6	9	1	3	8	5	7	2
1	3	7	2	6	5	4	8	9
8	2	5	7	4	9	1	3	6
5	9	2	8	7	3	6	1	4
3	8	1	4	2	6	7	9	5
6	7	4	5	9	1	3	2	8
9	5	3	6	8	7	2	4	1
2	1	8	3	5	4	9	6	7
7	4	6	9	1	2	8	5	3

Puzzle # 92

8	4	6	5	2	1	3	7	9
3	1	5	4	9	7	8	6	2
2	7	9	8	3	6	4	1	5
9	6	3	2	7	8	5	4	1
5	2	4	1	6	3	9	8	7
1	8	7	9	5	4	6	2	3
6	9	2	7	4	5	1	3	8
4	5	8	3	1	2	7	9	6
7	3	1	6	8	9	2	5	4

Puzzle # 93

1	7	4	5	9	2	3	8	6
2	6	9	4	3	8	1	5	7
8	5	3	6	1	7	2	9	4
3	9	7	8	5	6	4	1	2
6	2	1	7	4	9	8	3	5
5	4	8	3	2	1	7	6	9
4	1	2	9	8	5	6	7	3
9	3	6	1	7	4	5	2	8
7	8	5	2	6	3	9	4	1

Puzzle # 94

7	2	6	1	3	5	9	8	4
4	1	9	8	6	7	5	3	2
3	5	8	2	4	9	7	1	6
2	9	7	5	1	4	8	6	3
5	8	4	6	7	3	1	2	9
6	3	1	9	8	2	4	7	5
1	4	2	3	9	8	6	5	7
9	6	3	7	5	1	2	4	8
8	7	5	4	2	6	3	9	1

Puzzle # 95

8	5	9	7	4	3	1	2	6
7	1	6	9	8	2	3	4	5
3	2	4	5	6	1	7	9	8
1	8	7	3	9	5	4	6	2
4	9	2	8	1	6	5	3	7
5	6	3	2	7	4	8	1	9
6	7	8	4	3	9	2	5	1
2	4	1	6	5	7	9	8	3
9	3	5	1	2	8	6	7	4

Puzzle # 96

4	3	1	5	8	9	2	6	7
8	2	9	3	7	6	4	5	1
7	5	6	4	1	2	8	9	3
1	9	8	7	2	5	3	4	6
3	6	7	8	4	1	9	2	5
2	4	5	9	6	3	1	7	8
5	8	4	1	9	7	6	3	2
6	1	3	2	5	4	7	8	9
9	7	2	6	3	8	5	1	4

Puzzle # 97

7	6	1	5	3	9	8	4	2
8	9	3	4	2	6	5	1	7
5	4	2	7	8	1	3	6	9
6	3	9	8	5	4	7	2	1
4	7	8	1	6	2	9	3	5
2	1	5	9	7	3	4	8	6
1	5	6	3	4	7	2	9	8
9	8	4	2	1	5	6	7	3
3	2	7	6	9	8	1	5	4

Puzzle # 98

1	7	2	9	4	3	8	5	6
3	6	4	8	1	5	7	9	2
8	5	9	2	6	7	1	4	3
4	2	7	1	9	8	6	3	5
6	3	1	5	7	2	4	8	9
5	9	8	4	3	6	2	1	7
7	8	5	3	2	1	9	6	4
2	4	3	6	8	9	5	7	1
9	1	6	7	5	4	3	2	8

Puzzle # 99

5	3	9	6	8	7	2	4	1
6	7	2	1	4	9	8	3	5
4	1	8	2	3	5	6	7	9
3	5	1	4	9	6	7	8	2
2	6	7	5	1	8	3	9	4
9	8	4	7	2	3	5	1	6
1	2	3	8	5	4	9	6	7
7	9	5	3	6	1	4	2	8
8	4	6	9	7	2	1	5	3

Puzzle # 100

9	7	6	8	2	1	4	3	5
4	5	8	7	9	3	2	1	6
3	2	1	5	6	4	8	7	9
5	9	3	2	8	7	1	6	4
1	8	4	6	3	9	7	5	2
2	6	7	1	4	5	9	8	3
8	4	9	3	1	6	5	2	7
7	3	2	9	5	8	6	4	1
6	1	5	4	7	2	3	9	8

Made in the USA
Coppell, TX
05 August 2024

35630405R00069